BEI GRIN MACHT SICH IHR WISSEN BEZAHLT

AF 135853

- Wir veröffentlichen Ihre Hausarbeit,
  Bachelor- und Masterarbeit

- Ihr eigenes eBook und Buch -
  weltweit in allen wichtigen Shops

- Verdienen Sie an jedem Verkauf

Jetzt bei www.GRIN.com hochladen
und kostenlos publizieren

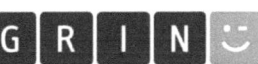

Bibliografische Information der Deutschen Nationalbibliothek:

Die Deutsche Bibliothek verzeichnet diese Publikation in der Deutschen National-bibliografie; detaillierte bibliografische Daten sind im Internet über http://dnb.d-nb.de/ abrufbar.

Impressum:

Copyright © 2018 GRIN Verlag
Druck und Bindung: Books on Demand GmbH, Norderstedt Germany
ISBN: 9783346002327

Dieses Buch bei GRIN:

https://www.grin.com/document/490999

Julian Fenten

Digitalisierung im Gesundheitswesen. Einflüsse und Auswirkungen von Telemedizin

GRIN Verlag

GRIN - Your knowledge has value

Der GRIN Verlag publiziert seit 1998 wissenschaftliche Arbeiten von Studenten, Hochschullehrern und anderen Akademikern als eBook und gedrucktes Buch. Die Verlagswebsite www.grin.com ist die ideale Plattform zur Veröffentlichung von Hausarbeiten, Abschlussarbeiten, wissenschaftlichen Aufsätzen, Dissertationen und Fachbüchern.

Besuchen Sie uns im Internet:

http://www.grin.com/

http://www.facebook.com/grincom

http://www.twitter.com/grin_com

Julian Fenten

Digitalisierung im Branchenvergleich: Gesundheitswesen

Seminararbeit
im Rahmen des Seminars „Digitalisierung im Branchenvergleich"

am Lehrstuhl für Informatik, Database and Information Systems (DBIS)
(Westfälische Wilhelms-Universität, Münster)

Abgabetermin: 2018-06-30

Inhaltsverzeichnis

Abkürzungsverzeichnis

AAL	Altersgerechte Assistenzsysteme
AOK	Allgemeine Ortskrankenkasse
CRM	Customer-Relationship-Management
eAdministration	electronic Administration
eGK	elektronische Gesundheitskarte
eHealth	electronic Health
ePA	elektronische Patientenakte
IKMT	Informations- Kommunikation und Medizintechnik
IKT	Informations- und Kommunikationstechnik
IT	Informationstechnik
KBV	Kassenärztliche Bundesvereinigung
mHealth	mobile Health
TK	Techniker Krankenkasse

1   Einleitung

Der demographische Wandel stellt das deutsche Gesundheitswesen unter enormen Druck. Um auch in der Zukunft die medizinische Versorgung flächendeckend zu gewährleisten ist ein kosteneffektives Wirtschaften bei mindestens gleichbleibender Qualität bedeutsam (Digital-Gipfel 2017 S.2ff). In den letzten Jahren konnten viele Branchen beweisen, dass die Digitalisierung eine zeitgemäße Möglichkeit zur Lösung dieses Problems darstellen kann. Die neu aufkommenden Möglichkeiten zur Verarbeitung von Daten, sowie der Überwindung von zeitlich- und räumlichen Divergenzen, führen daher zu einer Überdenkung der grundlegenden Vorgänge in der Gesundheitswirtschaft. Geschäftsmodelle, Wertschöpfungsketten und Prozesse benötigen eine erneute Betrachtung aus Sicht der Digitalisierung. Zu den möglicherweise neu erschließbaren Potentialen gehören unter anderem eine Steigerung der Versorgungseffizienz und eine individuellere Abstimmung der Gesundheitsleistung, von der der Patient profitieren wird (Bernnat et al. 2016 S.88f). Es wird erwartet, dass die die Qualität dabei mindestens gleichbleiben, in häufigen Fällen sogar steigen wird (McKinsey 2017 S.5). Doch obwohl die Effekte als so weitreichend eingeschätzt werden, läuft der digitale Wandel im Gesundheitswesen bisher weitaus langsamer als in anderen Branchen ab. Die Allgemeine Ortskrankenkasse *(kurz AOK)* und andere Studien gehen beim Transformationsprozess von großen und spät einsetzenden Auswirkungen aus. Sie bezeichnen dies als „Lange Lunte, großer Knall" (Striebel 2016; Deloitte Digital 2015).

Aus diesem Grund soll in dieser Arbeit ein allgemeiner Überblick über die Digitalisierung des Gesundheitswesens in Deutschland dargelegt werden. Da die größten Defizite in der Vernetzung und Kommunikation gesehen werden (Hessisches Ärzteblatt 2016), wird zunächst eine detailliertere Betrachtung der Anwendung und Grundlagen der Telemedizin stattfinden. In diesem Zuge sollen auch die Rolle der elektronischen Patientenakte *(ePA)* und rechtliche Hürden miteinbezogen werden.

Im weiteren Vorgehen soll die Digitalisierung im Gesundheitswesen in ihrer Gesamtheit betrachtet werden. Aus Quellen der Literatur soll ein Reifegrad-Modell entworfen werden. Dabei werden einzelne, für die Gesamtheit des Digitalisierungsfortschritts relevante, Dimensionen ausfindig gemacht. Die Entwicklung der Dimensionen erfolgt dabei an starker Anlehnung an die Literatur, wie beispielsweise dem „Patient-Centered Framework for Evaluating Digital Maturity of Health Services", dem, von der Business School Berlin und Mittelstand-Digital entwickeltem, Leitfaden „Wie ein Unternehmen seinen digitalen Reifegrad ermitteln kann", sowie Frameworks des gemeinnützigen Unternehmens HIMSS („Healthcare Information and Management Systems Society") (vgl. Flott et al. 2016; BSP 2016; HIMSS Analytics).

Durch die Aggregation aktueller Studien und Artikel sollen den entwickelten Dimensionen quantitative und qualitative Aussagen über das deutsche Gesundheitswesen zugeordnet werden. Zu diesen Studien zählt unter anderem eine Studie des Bundesministeriums für Wirtschaft und Energie, sowie eine Studie der Unternehmensberatung McKinsey (vgl. Bundesministerium für Wirtschaft und Energie 2017; McKinsey 2017). Um diese Aussagen in einen besseren Kontext zu setzten, sollen sie nachfolgend gegenüber dem Abschneiden internationaler Vorreiter gestellt werden. Ein genauerer Fokus wird hierbei auf das Gesundheitssystem von Dänemark gelegt, da es zu einem der Fortschrittlichsten weltweit zählt (Ärztezeitung 2017).

Im letzten Teil sollen (länder- und gebietsunabhängiger) ausgewählte Einflüsse analysiert werden. Hierbei sollen zuerst der Einfluss des kulturellen Wandels und die Veränderung der Arzt-zu-Patient-Beziehung erläutert werden. Anschließend sollen dahingehend Auswirkungen und Möglichkeiten betrachtet werden. Zuletzt werden kurz Herausforderungen des demographischen Wandels angesprochen und beispielhaft erläutert, wo die Digitalisierung bei der Überalterung unterstützend wirksam sein kann.

Digitalisierung bedeutet in dieser Arbeit die Nutzung von Informations- und Kommunikationstechnologien *(IKT)* zur Modifikation von unternehmensinternen Prozessen, Produkten und Schnittstellen zum Kunden, sowie die damit einhergehende Transformation der Geschäftsmodelle (Bundesministerium für Wirtschaft und Energie 2017). Der Begriff „electronic Health" *(eHealth)* fasst dabei alle Anwendungen des Gesundheitswesens zusammen, indem durch *IKT* Daten ausgetauscht und verarbeitet werden, um Behandlungs- und Betreuungsprozesse von Patientinnen und Patienten zu unterstützen (Bundesministerium für Gesundheit 2018b). Der Begriff „mobile Health" *(mHealth)* wird hierbei als eine Untergruppe von eHealth gesehen. mHealth beinhaltet den Austausch von Daten unter dem Einsatz mobiler Geräte (z. B. Smartphones oder Tablets) zur Unterstützung der Gesundheitsversorgung (Rebscher 2017 S.216).

2 Telemedizin – Eine Chance?

2.1 Begriffsdefinition

Telemedizin ist ein Bereich von eHealth und umfasst medizinische Leistungen, wie zum Beispiel Beratung oder Diagnostik, die mithilfe von Informations- und Kommunikationstechnologien über räumliche Distanz erfolgen (Bundesärztekammer 2015a; WHO 1998).

Die telemedizinischen Leistungen lassen sich außerdem noch in „doc2doc" und „doc2patient" unterteilen (Digital-Gipfel 2017 S.46). Bei „doc2doc" gibt es eine Kommunikation zwischen medizinischen Leistungsträgern, wie zum Beispiel die Konsultation zwischen verschiedenen Ärzten. Das Ziel ist eine Steigerung von Expertise durch diese Kommunikation. Im Vergleich dazu umfasst „doc2patient" das Erbringen medizinischer Leistungen von Versorger zu Patient. Hierbei sei hinzuzusagen, dass sich nicht alle telemedizinischen Leistungen klar klassifizieren lassen, da auch eine Mischung aus beidem vorliegen kann (Andelfinger et al. 2016 S.12; Digital-Gipfel 2017 S.46).

Auch aus technischer Sicht lässt sich die Datenübermittlung noch in synchrone und asynchrone Verfahren unterteilen. Bei den asynchronen Verfahren werden Daten übertragen und gespeichert (z.B. Dokumente oder Bilder). Bei den synchronen findet ein zeitgleicher Austausch auf interaktiver Basis (z.B. Telefon, Videokonferenz) statt (Rebscher 2017 S.216).

2.2 Anwendung

2.2.1 Potentiale

Die Etablierung der nötigen Infrastruktur als zentrale Basisaustauschplattform wird als großes Potential gesehen (Bernnat et al. 2016 S.17ff). Besonders in ländlichen Gebieten kann der Einsatz der Telemedizin möglichen Defiziten entgegenwirken, da hier bereits jetzt ein zu geringes Angebot an Ärzten besteht und sie von den Folgen des demographischen Wandels am stärksten betroffen sein werden (Bundesministerium für Gesundheit 2015; Deutscher Bundestag 2011). Zu den weiteren Potentialen der Telemedizin gehören die Verbesserung der Qualität, Wirtschaftlichkeit und Transparenz des Gesundheitssystems (Elmer 2017 S.24). Einer der Gründe dafür ist das Potential Prozesse bedarfsgerechter und ressourcenschonend zu gestalten (Digital-Gipfel 2017 S. 43).

2.2.2 Aktueller Stand

In einer Studie kam die AOK zu dem Ergebnis, dass die Politik bereits bundesweit telemedizinische Leistungen und den Ausbau der Telematik-Infrastruktur fördert (Striebel

2016). Die Einführung der Telematik-Infrastruktur ist unter anderem ein zentraler Bestandteil des neuen eHealth-Gesetzes, das 2015 eingeführt wurde (§ 291a SGB). Es wird zum Teil als problematisch angesehen, dass dort auf eine ältere Technologie gesetzt wird (Elmer 2017 S.24). Für eine erfolgreiche Nutzung sind außerdem einheitliche Standards notwendig, da durch fehlende Standards bisher selbst der Datenaustausch innerhalb eines Sektors nur eingeschränkt möglich ist (Striebel 2016). Allgemeine lässt sich sagen, dass jüngere Ärzte deutlich häufiger von den Vorteilen der Telematik überzeugt sind, wohingegen ältere Mediziner dem Thema kritischer gegenüberstehen. Gerade Letztere sind jedoch hierbei häufig Entscheidungsträger (Bundesärztekammer 2010). Die hohen Anforderungen an die Nutzenbewertung, welche später genauer erläutert werden sollen, führen dazu, dass notwendige Innovation unterbleibt und das Gesundheitswesen in Deutschland zurzeit den Anschluss verliert (Digital-Gipfel 2017 S.48).

2.2.3 Anwendungsgebiete

Telemonitoring

Ein spezielles Anwendungsgebiet der Telemedizin ist das *Telemonitoring*. Darunter versteht man die Nutzung von *IKT* zur regelmäßigen Übermittlung von Gesundheitsparametern zur Überwachung eines räumlich getrennten Patienten (Trill 2008 S.166). Informationen zum Krankheitsbild können von Experten direkt zum Patienten nach Hause übermittelt werden. Dies spart nicht nur Klink-Aufenthalte und Kosten, sondern steigert die Zufriedenheit der Patienten (Andelfinger et al. 2016 S.13; Rebscher 2017 S.78). Auch im Bereich der Forschung kann das Telemonitoring erfolgreiche Unterstützung leisten (Rebscher 2017 S.78).

Telekardiologie

Ein spezieller Teilbereich des Telemonitoring ist die *Telekardiologie*, die sich mit der Anwendung in der Kardiologie befasst. Darunter fallen zum Beispiel die Implementation von Herzschrittmachern, Defibrillatoren und Verfahren zur Resynchronisation der Herzkontraktion. Da Ärzte Zugriff auf die wichtigen Daten haben, können Intervalle von Routinekontrollen optimiert und drohende Gefahren frühzeitiger erkannt werden (Deutsche Gesellschaft für Kardiologie 2013 S.184). Durch mögliche Früherkennung von Herzinfarkten stellt dies eine lebensrettende Einsatzmöglichkeit dar (Hirth 2010 S. 17).

Telekonsultation

Die *Telekonsultation* ist der Überbegriff für die „doc2doc" Kommunikation und meint die Vernetzung verschiedener Ärzte zu einer Steigerung der vorliegenden Expertise. Es ist damit zu rechnen, dass eine Verbreitung der Telekonsultation selbst bei einer Reduzierung von Ärzten zu einer mindestens stetigen, wenn nicht sogar steigenden, Qualität der Tätigkeit bedeutet (Rebscher 2017 S.94).

Telechirurgie

Bei der Telechirurgie kommen Robotersysteme und Telekommunikationssysteme zum Einsatz, die chirurgische Eingriffe auch über größere Distanzen hinweg erlauben. Dabei kam es bisher in Ausnahmen vor, dass sich der operierende Arzt auf einem anderen Kontinent befand (Bayerische Telemedallianz 2015a).

Telediagnostik

Bei der Telediagnostik (auch Ferndiagnose genannt) stellt ein Arzt die Diagnose für einen Patienten aus der Ferne (Andelfinger et al. 2016 S.12). Mithilfe synchroner Verfahren können die dafür relevanten Bild- und Videomaterial einem räumlich distanzierten Facharzt zur Verfügung gestellt werden (Bayerische Telemedallianz 2015b). Ein spezieller Fall der Telediagnostik ist die *Teleradiologie*. Diese kann sowohl in der Prävention (z.B. Mammographie-Screening), als auch in Notfällen (z.B. Schädel-Hirn-Trauma) eingesetzt werden (Rebscher 2017 S.217).

2.3 Vernetzung als Schlüssel

Trotz der weitreichenden Anwendungsmöglichkeiten gibt es auch Herausforderungen, die gemeistert werden müssen, bevor die Telemedizin sinnvoll eingesetzt werden kann. Unter anderem müssen Untersuchungsergebnisse zwischen Leistungsbringern ausgetauscht werden könnten und der Arztbriefe zur Anschlussbehandlungen zeitnah zur Verfügung stehen (Telemedizinführer Deutschland 2005 S.44). Die digitalen Daten müssen nahtlos vorliegen und miteinander vernetzt sein (Rebscher 2017 S.168). Dieser Bereich der Digitalisierung heißt eAdministration *(kurz eAdministration)*. Darunter fasst man die Digitalisierung administrative Prozesse des Gesundheitswesens zusammen. Durch die Verwendung relevanter Standards in der Vernetzung kann so der Kommunikationsaufwand zwischen den Leistungsbringern verringert werden (Bernnat et al. 2016 S.89ff).

2.3.1 Elektronische Gesundheitskarte

Die elektronische Gesundheitskarte *(kurz eGK)*, die 2015 unter hohen Kosten eingeführt wurde, wurde als Schlüssel zur Etablierung der Telemedizin gesehen (Mihm 2018; Andelfinger 2016 S.101). Außer grundlegenden Informationen wie Name, Adresse und Versichertennummer enthält sie jedoch noch keine verwertbaren Daten (Andelfinger 2016 S. 97). Künftig sollen außerdem auf freiwilliger Basis Notfalldaten (z. B. Allergien) und die Adresse eines Angehörigen auf der Karte speicherbar sein (Bundesministerium für Gesundheit 2018a). Durch die seither weitreichenden technologischen Veränderungen steht die eGK in der Kritik bereits wieder veraltet und überholt zu sein (Mihm 2018).

2.3.2 Elektronische Patientenakte

Die neue Lösung soll die elektronische Patientenakte *(kurz ePA)* sein. Darunter wird ein IT-System verstanden, dass die Gesundheitsdaten der Inhaber der Akte strukturiert und sektorübergreifend speichert. Sie wird als zentrales Merkmal für die Kommunikations- und Effektivitätssteigerung gesehen (Digital-Gipfel 2017 S.5; S.31; Bernnat et al. 2016).

Ende 2018 sollten die Vorarbeiten abgeschlossen sein (Bundesministerium für Gesundheit 2018). Bereits Mitte 2017 zeichnete sich jedoch an, dass diese Frist nicht eingehalten werden kann. Es wird davon ausgegangen, dass sich die Einführung um mindestens zwei Jahre verzögern wird. (Rebscher 2017 S. 308f).

Darüber hinaus steht auch die im eHealth-Gesetz verankerte Einführung der *ePA* für eine ausgewählte Teilgruppe in der Kritik, da der Patient weder Zugriff hat, noch Inhaber seiner Daten ist (Digital-Gipfel 2017 S.7). Ein möglicher Grund hierfür könnte sein, dass der Besitz von Daten zu einem wertvollen Gut des 21. Jahrhunderts geworden ist. Sowohl Krankenhäuser, als auch Ärzte, haben einen Interesse daran die Daten ihrer Patienten zu besitzen. Eine kunden-zentrierte elektronische Patientenakte könnte helfen die Souveränität über ihre Daten zurück an die Patienten zu geben (Hessisches Ärzteblatt 2016). Die Grundlage hierfür ist ein allgemeines Umdenken. Um aus dem digitalen Wandel einen Nutzen für den Patienten zu schaffen wird gerade die Kooperation über Sektorengrenzen hinweg als essentiell angesehen (Striebel 2016). Die Techniker Krankenkasse *(kurz TK)* versucht zurzeit in Kooperation mit der International Business Machines Corporation *(IBM)* eine eigenständige Lösung zu entwickeln, die auf freiwilliger Basis den Kunden zur Verfügung stehen soll (Rebscher 2017 S. 308f).

Neben der Schlüsselrolle zur Etablierung der Telemedizin versprechen sich Ärzte von der stärkeren Benutzung der Hausarztdaten unter anderem das Vermeiden von Doppeluntersuchungen, die Sicherung der sektorübergreifenden Qualität und eine verbesserte Kommunikation mit dem Patienten (McKinsey 2017 S. 9). Vor allem die elektronische Speicherung von Notfalldaten wird von Ärzten als äußerst nützlich eingestuft (Bundesärztekammer 2010).

2.4 Rechtliche Hürden

Bei Gesundheitsdaten handelt es sich laut Gesetz um überdurchschnittlich sensitive Daten (§ 3 Abs. 9 BDSG). Für den schützenden Umgang mit allen Daten des Patienten ergeben sich zwei zentrale Herausforderungen. Zum einen müssen alle Vorschriften zum Datenschutz eingehalten werden, zum anderen darf es zu keinem Verstoß der ärztlichen Schweigepflicht kommen. Gemäß dem Gesetzgeber muss außerdem die Qualität der Leistungen dem anerkannten Stand des medizinischen Fortschritts entsprechen (§ 2 SGB V).

2.4.1 Integration in die Allgemeinversorgung

Da der anerkannte Stand des medizinischen Fortschritts bei dem Überprüfen neuer Methoden nicht klar definiert ist, wird sich auf den gemeinsamen Bundesausschuss berufen und Evidenz als Voraussetzung genannt. Diese kann erreicht werden, wenn durch vorausschauende, randomisierte Studien ein patientenbezogener Nutzen nachgewiesen werden kann (§ 13, Abs. 2 VerfO; Digital-Gipfel 2017 S.43). Dies stellt telemedizinische Leistungen in dieser Thematik auf die gleiche Stufe wie das Einführen neuer Medikamente. Als Resultat steht dieses Vorgehen zur Integration in die Allgemeinversorgung sehr in der Kritik. Beispielsweise ist schon die Hinzugabe eines Placebos nur schwer realisierbar (Digital-Gipfel 2017 S.43f). Schon vor einigen Jahren lag eine Vielzahl an telemedizinischen Studien vor, die jedoch, bezogen auf die Anforderungen, unzureichend aufgebaut waren, eine zu geringe Fallzahl repräsentierten oder fehlerhaft randomisiert waren (Hirth 2010). Eine Flexibilisierung hin zu einem innovationfreundlicheren Vorgehen wird als essentiell gesehen (Digital-Gipfel 2017 S.43f).

2.4.2 Einschränkung der Fernbehandlung

Es war und ist eine verbreitete Meinung das Telemedizin laut § 7 Abs. 4 MBO-Ä grundlegend verboten ist (Trill 2008 S.165). Demnach darf eine ärztliche Behandlung nicht ausschließlich über *IKT* erfolgen. Die Bundesärztekammer hebt in einer Stellungnahme hervor, dass bisher eine ausschließliche Behandlung über Print- und Kommunikationsmedien nicht zulässig ist, der Einsatz und die Unterstützung durch ebendiese jedoch nicht grundsätzlich unzulässig ist. Zur Zulässigkeit ist wie bei jeder traditionellen Behandlung der Facharztstandart zu gewährleisten (Bundesärztekammer 2015b).

2.4.3 Schweigepflicht und Datenschutz

In Deutschland sind Ärzte grundsätzlich verpflichtet alle anvertrauten Geheimnisse auch über den Tod des Patienten hinaus zu bewahren (§ 203 Abs. 1 StGB). Darunter fällt selbst das Aufsuchen des Arztes und somit die Identität des Patienten (vgl. OLG Karlsruhe v. 11.08.2006, 14 U 45/04). Dies hat weitreichende Auswirkungen für die Telemedizin, da bei jeder Art der technologie-gestützten Kommunikation Verbindungsdaten anfallen. Jede Institution, die Berufsgeheimnisträger beschäftigt, ist daher verpflichtet nur solche IT-Systeme zu benutzen, die keinen Rückschluss auf die Identität der Kontaktpersonen zulassen. Sollte dies nicht möglich sein, muss die Entbindung der Schweigepflicht durch die Einschaltung externer Dienstleister geschehen (Trill 2008 S.173f).

3 Stand der Digitalisierung

Bei der Analyse des Standes der Digitalisierung in Deutschland lässt sich sagen, dass dieser nur schwer zu quantifizieren ist. Daher sollen zuerst qualitative Aussagen aggregiert werden und diese dann dem Abschneiden einzelner internationaler Vorreiter gegenübergestellt werden.

3.1 Analyse der digitalen Reife Deutschlands

Inwieweit Digitalisierung und digitale Technologien genutzt werden um eine qualitativ hochwertige Gesundheitsversorgung zu leisten, wird im folgenden digitale Reife genannt. Bisher existieren kaum Ansätze, die die den Reifegrad des gesamten Gesundheitswesens mit all den vorhandenen Feinheiten messbar machen (Flott et al. 2016). Dies zeigt sich unter anderem in der Widersprüchlichkeit der bisherigen Digitalisierungsmessungen. Laut einer Studie der Telekom liegt das Gesundheits- und Sozialwesen im Vergleich zu anderen Branchen bei einem Digital Index von 54/100 Punkten, was dem Branchendurchschnitt entsprechen würde (Deutsche Telekom AG 2017). Eine Studie des Bundesministeriums kam allerdings zu dem Ergebnis, dass das Gesundheitswesen mit 37/100 Punkten das absolute Schlusslicht darstellt (Bundesministerium für Wirtschaft und Energie 2017).

Daher soll hier ein Modell vorgeschlagen werden, dass zeigt, welche Dimensionen bei der Messung der digitalen Reife betrachtet werden sollten. Dabei soll nicht die Betrachtung des Erfolgs einzelner technologischer Systeme im Vordergrund stehen, sondern für die digitale Reife auch deren Zusammenspiel und die Sicht des Patienten miteinbezogen werden (Flott et al. 2016). In Anlehnung an die in der Einleitung genannte Literatur ergeben sich dabei die fünf Dimensionen Interoperabilität, Strategie, Technologie, Kundenerlebnis und Auswirkungen (vgl. Flott et al. 2016; BSP 2016).

3.1.1 Interoperabilität

Um die Kommunikationsfähigkeit der digitalen Systeme über die Grenzen hinweg zu evaluieren, ist es zunächst wichtig die Interoperabilität zu messen (Flott et al. 2016). Diese bezeichnet die Fähigkeit der Zusammenarbeit von verschiedenen Systemen und ist in einem integrierten und patientenzentrierten Gesundheitswesen maßgeblich für die Reichweite der einzelnen Systeme (Duden o. D.; Flott et al. 2016). Eine Möglichkeit zur Messung bietet das achtstufige (0 bis 7) „Continuity of Care Maturity Model" (CCMM) (vgl. Anhang 5A). Dies misst die Fähigkeit von Einrichtungen im Gesundheitswesen die Kommunikation und Patientenversorgung versorgungsstandort- und anbieterübergreifend zu koordinieren (HIMSS Analytics o. D.). Studien deuten darauf hin, dass über Sektorengrenzen hinweg häufig eine schlechte und fehlerhafte Kommunikationsfähigkeit besteht (Flott et al. 2016). Technische Interoperabilität und einheitliche Standards sind unter anderem eine Voraussetzung für die

Verbreitung telemedizinische Verfahren (Rebscher 2017 S.216) und ein effektives Nutzen der Möglichkeiten der Vernetzung (Elmer 2017 S. 29).

Obwohl Deutschland eigentlich über gute Voraussetzungen dafür verfügt, befindet sich die flächendeckende Vernetzung der einzelnen Institutionen noch in den Kinderschuhen (Biesdorf et al. 2016; Digital-Gipfel 2017 S.18; Hessisches Ärzteblatt 2016). Gerade durch die fehlende Interoperabilität sind bisher nur Teilbereiche und einzelne Prozesse miteinander vernetzt (Elmer 2017 S.29). Im eHealth-Gesetz wurde die Erstellung eines Interoperabilitätsverzeichnisses bis Mitte 2017 vorgesehen (vgl. § 291e SGB V), welches jedoch in der Kritik steht unverbindlich zu sein und proprietären Insellösungen Vorschub zu leisten (Digital-Gipfel 2017 S.12). In einer repräsentativen Studie gaben 27% der Kliniken an, dass die mangelnde Interoperabilität sogar Grund für das langsame Fortschreiten der Digitalisierung ihrer Prozesse sei (McKinsey 2017 S.8). Das Bundesministerium kam in ihrer Studie zu ähnlichen Ergebnissen: Die digitale Vernetzung mit Kunden und die Vernetzung der Dienstleistungserbringung schneiden im Vergleich zu anderen Branchen weit unterdurchschnittlich ab. Nur 3% der Institutionen im Gesundheitswesen kooperieren branchenintern (Bundesministerium für Wirtschaft und Energie 2017).

3.1.2   Strategie

Außerdem zeigen Studien, dass es zur Messung der digitalen Reife wichtig ist, die Bereitschaft und Maßnahmen zur digitalen Transformation zu messen. Dies umfasst die Unternehmenskultur, sowie die Bereitschaft auf Mitarbeiter- und Management-Ebene, da nur so ein günstiges Umfeld für ein Funktionieren des Systems und Benutzerakzeptanz geschaffen werden kann (Flott et al. 2016; BSP 2016 S.8). Wenn jedoch Feindseligkeit gegenüber neuen digitalen Systemen besteht behindert dies maßgeblich den Erfolg digitaler Systeme, weshalb auch Informationen über bestehende Digitalisierungs-Projekte und dafür verfügbare Ressourcen, wie Finanzen und Personalkapazität, den Reifegrad beeinflussen (Kruse et al. 2014; Flott et al. 2016). Da sie einen Grundstein für die nachfolgenden Bereiche bildet, ist die Entwicklung einer langfristigen Digitalisierungsstrategie eine Schlüsselrolle bei der Bestimmung des Reifegrades (BSP 2016 S.8)

Vor allem die, in dieser Seminararbeit behandelten, Bereiche Telemedizin, eHealth und mHealth sind ein zentraler Bestandteil der derzeitigen Digitalisierung des Gesundheitswesens in Deutschland (Elmer 2017 S.24). Trotz der schwierigen rechtlichen Lage sind in der Telemedizin bereits erste Online-Anwendungen in Testregionen im Einsatz (Digital-Gipfel 2017 S.5). Außerdem finden sich viele vom Staat in Auftrag gegebene Studien und finanzierte Projekte, weshalb dort auf eine große Bereitschaft zu schließen ist (vgl. z.B. Bernnat et al. 2016; Albrecht 2016).

Ablehnung hingegen lässt sich dafür allerdings in Institutionen und Unternehmen des Gesundheitswesens finden. Sowohl die Bedeutung der Digitalisierung, als auch der Einfluss auf den Unternehmenserfolg, wird im Gesundheitswesen weitaus geringer eingeschätzt als im Durchschnitt der gewerblichen Wirtschaft. Über die Hälfte der Befragten hielten den Einfluss auf den Unternehmenserfolg für eher oder sehr gering (Bundesministerium für Wirtschaft und Energie 2017). In einer repräsentativen Studie gaben nur zwei von fünf Krankenhäusern in Deutschland an, dass sie bisher über eine Strategie zur Digitalisierung verfügen (McKinsey 2017 S.6). Eine Studie der Telekom kam allerdings zu dem Ergebnis, dass im Sozial- und Gesundheitswesen die Verankerung der Digitalisierung in der Geschäftsstrategie von 2016 auf 2017 um 18% gestiegen ist. Dies könnte eine steigende Tendenz bedeuten (Deutsche Telekom AG 2017).

3.1.3 Technologie

Eine weitere Dimension ist der Grad, in wie weit digitale Technologien genutzt werden. Dabei geht es vor allem darum, in wie weit sie etabliert, eingesetzt und ihr Nutzen bewertet wird (BSP 2016 S.7). Die Möglichkeiten den Einsatz digitaler Technologien zu messen sind sehr variabel. Eine Beurteilung könnte beispielsweise über die Menge der gesendeten Daten oder die Aktivität der Nutzer im System gemessen werden (Flott et al. 2016).

An vielen Stellen, wie beispielsweise dem Operationssaal, kann bereits eine starke Digitalisierung verzeichnet werden (E-Health-Compass 2014; Hessisches Ärzteblatt 2016). So ist in der modernen Chirurgie der Einsatz von Informations- Kommunikation und Medizintechnik *(IKMT)* nicht mehr wegzudenken. Über den gesamten Verlauf von Operationen werden Daten hochautomatisiert erfasst, verarbeitet und ausgetauscht (E-Health-Compass 2014).

Allerdings ist die Nutzung in einzelnen Bereiche nur ein guter Anfang. Ein erfolgreicher und nachhaltiger Mehrwert setzt eine strukturelle Einbindung in die kollektivvertragliche Versorgung und eine transparente Evaluation des entstehenden Nutzens voraus (Bernnat et al. 2016 S.16). Zurzeit ist die IT häufig nur im Bereich der Verwaltung tätig, als dass sie wirksam die Versorgung unterstützt (Bertelsmannstiftung 2016 S.6). Die Studie des Bundesministeriums unterstützt diese Aussagen. Die Nutzung digitaler stationärer Geräte liegt wie zu erwarten im Branchendurchschnitt. Allerdings nutzen 30% der Unternehmen keine digitalen Infrastrukturen wie Internet oder Intranet, was dem dreifachen des Wertes in der gewerblichen Wirtschaft entspricht. Grade mal 28% nutzen digitale Dienste wie Cloud-Computing oder Big Data (Bundesministerium für Wirtschaft und Energie 2017). Durch fehlende Prozessstandards wird es außerdem oft als kompliziert gesehen Indikatoren zur Evaluation des Nutzens zu finden (McKinsey 2017 S.12).

3.1.4   Kundenerlebnis

Im Zuge der Digitalisierung reicht es längst nicht mehr aus, die interne Nutzung der Technologien zu betrachten. Auch die Beziehungen zu Kunden befindet sich in einem Wandel. Die Messung der Reife umfasst hierbei das Analysieren der Individualisierung des Kundenerlebnisses, der Customer Journey, dem Einsatz von Customer-Relationship-Management *(CRM)* und des Auftritts in Internet und sozialen Netzwerken (BSP 2016 S.7). Kunden heutzutage erwarten digitale Produkte, digitale Services und die Möglichkeit auf digitalem Wege auf das Unternehmen zuzugehen. Daher muss bei der digitalen Reife betrachtet werden, inwieweit das Angebot auf das die Wünsche und das Verhalten der digitalen Kunden ausgerichtet ist (Berhaus, Back 2016).

Bezieht man dies auf das deutsche Gesundheitswesen lässt sich sagen, dass sich dort kaum hoch digitalisierte Angebote finden. Nicht einmal ein Drittel der Befragten würden den Digitalisierungsgrad ihres Leistungsangebots als hoch oder sehr hoch einschätzen (Bundesministerium für Wirtschaft und Energie 2017).

3.1.5   Auswirkungen

Studien deuten darauf hin, dass zur Messung der digitalen Reife auch die Effekte auf die gesamte Gesundheitslandschaft zu bewerten sind (Flott et al. 2016). Dabei sollten unter anderem die Auswirkungen der Digitalisierungs-Initiativen auf Verbraucher, Anbieter, Qualität der Gesundheitsversorgung, Sicherheit, öffentliche Gesundheit und die finanzielle Rentabilität betrachtet werden (Kern, Kaushal 2007). Vor allem die Kostensenkung lässt sich hierbei als Kennzahl anwenden. Beispielsweise durch optimierte Prozesse oder Warnmeldungen bei überflüssigen Laboraufträgen können Potentiale zu Einsparungen genutzt werden (Flott et al. 2016).

Auch hier schneidet das deutsche Gesundheitswesen unterdurchschnittlich ab. In der Befragung gaben 27% der Unternehmen an, dass die Digitalisierung bei ihnen zu Kostensenkungen geführt habe. Dies ist ein guter Anfang, der allerdings in Anbetracht der anstehenden Herausforderungen weiter ausgebaut werden muss. In der gewerblichen Wirtschaft gaben fast die Hälfte der Beteiligten an auf diese Weise Kosten senken zu können (Bundesministerium für Wirtschaft und Energie 2017).

3.2   Internationale Vorreiter

Die Digitalisierung des deutschen Gesundheitswesens scheint Zeitversetzt abzulaufen. Eine verbesserte Einordung lässt sich treffen, wenn das Abschneiden auf internationalem Raum und internationale Initiativen zur Nutzung von Digitalisierungspotentialen betrachtet werden (Bernnat et al. 2016 S.19).

3.2.1 Dänemark

Dänemark zählt zu den am weitesten digitalisierten und vernetzten Gesundheitssystemen der Welt (Ärztezeitung 2017). Ein gutes Beispiel ist die Vernetzung. Ein allgemeinerer internationaler Vergleich der Einführung der elektronischen Patientenakte lässt sich über das „Electronic Medical Record Adoption Model" *(kurz EMRAM)* treffen. Das Modell umfasst 8 Stufen (0 bis 7) und misst den Fortschritt ihrer Einführung (vgl. Anhang 5B). Stufe 7 ist dabei die Integration in alle klinischen Bereiche, das Ersetzen aller medizinischen Papierakten und der Einsatz von einheitlichen Standards im Datenaustusch. Deutschland erreicht hier einen Score von 1,8, was im Vergleich zum europäischen Durchschnitt (2,8) und Spitzenreiter Dänemark (5,3) als Rückschritt interpretiert werden kann (Digital-Gipfel 2017 S.36; HIMSS Analytics 2016; vgl. Anhang 5C). In Dänemark führen alle Hausärzte elektronische Patientenakten und 98 Prozent tauschen diese elektronisch aus (Ministry of Health 2017). Dort gibt es außerdem ein staatlich geführtes Portal für eHealth, dass intensiv genutzt wird und neben den behandelnden Ärzten auch den Zugriff durch Patienten auf ihre Daten ohne große Auswände ermöglicht (Ärztezeitung 2017; Ministry of Health 2017).

Auch medizinische Leistungsbringer nutzen die Potentiale dort mehr. Die Hausärzte erhalten alle Laborergebnisse der Krankenhäuser elektronisch. Alle Überweisungen an Fachärzte und Psychologen, sowie nahezu alle Überweisungen an Krankenhäuser, erfolgen elektronisch (Ministry of Health 2017).

Dies spiegelt sich auch in weiteren administrativen Prozessen wieder. Über 99 Prozent aller Rezepte werden elektronisch an die Apotheken verschickt (Ministry of Health 2017). In Deutschland verfügen gerade mal 9% der Leistungsübriger über ein elektronisches System zur Verschreibung von Medikamenten (McKinsey 2017).

Auch eine nationale Infrastruktur für Telemedizin ist im Rahmen der groß angelegten Umsetzung von Telemedizin im Einsatz. Dazu gehören Standards zu sektorübergreifendem Austausch und Datenerfassungen, die sich über das gesamte Spektrum des Gesundheitssystems ausbreiten. In den letzten Jahren konnte von kleinen telemedizinischen Pilotprojekten zu groß angelegten, repräsentativen Studien übergangen werden. Telemonitoring wird bereits in verschiedenen Bereichen, wie COPD und Wundbeurteilung erfolgreich angewandt. In den nächsten Jahren soll ein Großteil der Wundbeurteilung telemedizinisch vonstattengehen (Ministry of Health 2017). Zurzeit wird dort sogar der Einsatz von 3D-Brillen-Technologie in der telemedizinischen Wundbeurteilung auf größere Studien erweitert (HIMSS Analytics 2018).

3.2.2 Weitere Länder

Nicht nur Dänemark schafft es bei innovativen Digitalisierungsprojekten erfolgreiche Ergebnisse zu erzielen. Auch in Österreich können Patienten über die „elektronischen Gesundheitsakte" *(kurz ELGA)* direkt auf ihre Daten zugreifen (Elmer 2017 S.25). Sie liegen mit einem EMRM-Score von 3,0 knapp über dem Durchschnitt (HIMSS Analytics 2016). Auch die englische Regierung setzte sich große Ziele. Bis 2020 sollen alle Abläufe des Krankenhauses papierlos ablaufen (Flott 2016).

In der Schweiz werden telemedizinische Dienstleistungen, wie Onlineberatung und Telekonsultation, unter dem Begriff „netCare" angeboten. (Rebscher 2017 S.78). Diese werden von der Krankenkasse gefördert und ermöglichen neben der Beratung sogar das Ausstellen von Rezepten ohne einen persönlichen Kontakt (Digital-Gipfel 2017 S.48). Phillips betreut weltweit 15.000 aktive Patienten mit telemedizinischen Lösungen (Rebscher 2017 S.128).

Weitere Initiativen, die sich in diesem Bereich betrachtet ließe wären die Einführung des eRezepts in Norwegen und die Förderung der elektronischen Sammlung von Gesundheitsinformationen in den USA (Bernnat et al. 2016 S.19).

4 Auswirkungen und Einflüsse

4.1 Kultureller Wandel

4.1.1 Souveränität des Patienten

Die Digitalisierung verändert nicht nur das Gesundheitswesen an sich, sondern auch die Art wie wir denken und mit der Welt interagieren. Eine Sache, die in der Literatur immer wieder anzutreffen ist, ist die Veränderung der Arzt-Patient-Beziehung. Der Patient von heute kann durch die umfangreichen Informationsmöglichkeiten eine weitaus eigenständigere Rolle einnehmen (Rebscher 2017 S.191). Er tritt dem Arzt als mündig gegenüber und wird so zu einem Dialogpartner auf Augenhöhe (Matusiewicz et al. S.10). Als Resultat ist es sehr relevant, dass Ärzte an dieser Stelle nicht mit Ablehnung reagieren, sondern eine Art „digitale Empathie" zeigen. Diese zeichnet sich dadurch aus, dass sie auf das Wissen ihrer Patienten verständnisvoll eingehen, trotzdem aber in den relevanten Situationen die Divergenz zu ihrer Meinung verständlich erklären können (Matusiewicz et al. S.11). Das Resultat ist ein vielschichtiges Gemeinschaftsprojekt, in dem das zwischenmenschliche Vertrauensverhältnis eine unabdingbare Rolle spielt (Bernnat et al. 2016 S.86f). Der Patient erwartet daher häufig eine kritische Auseinandersetzung mit den von ihm gewonnen Erkenntnissen und eine Beteiligung an der Entscheidungsfindung (Rebscher 2017 S.181).

4.1.2 Quantified Self

Das zunehmende Gesundheitsbewusstsein und die Fortschritte im Bereich der Mikroelektronik haben eine Zunahme der Nutzung vom sogenannten „Smart Wearables", wie beispielweise Herzfrequenzmesser oder Smart Watches, etabliert (Digital-Gipfel 2017 S. 52). Dieser kulturelle Wandel hin zum souveränen und aktiven Gesundheitshandeln wird als einer der wesentlichen Treiber der Bewegung „Quantified Self" *(deutsch: Befähigtes Selbst)* gesehen (Bertelsmannstiftung 2016 S. 6). Diese nennt sich eine Gemeinschaft von Anwendern und Anbietern, die mittels verschiedener Methoden persönliche Daten erfassen und austauschen (Quantified Self Deutschland). Dabei werden die entstehenden Datenmengen (z.B. Herzfrequenz, Gewicht oder Emoji-Nutzung) laufend gespeichert und an geeigneter Stelle in aufbereiteter Form dargestellt. Die Idee ist, dass die regelmäßige Auseinandersetzung mit den Werten das Bewusstsein für konstruktive Entscheidungen bezüglich des eigenen Verhalten fördert (Andelfinger et al. 2016 S.43ff). In verschiedenen Studien über dieses Selbstmanagement konnte ein positiver Nutzen nachgewiesen werden (Albrecht 2016 S.152). Neben dem selbstverantwortlichen Kennenlernen des eigenen Körpers umfasst dies auch die frühzeitigere Erkennung diverser Krankheiten (Digital-Gipfel 2017 S. 52).

Dennoch gibt es auch verschiedene Kritikpunkte, dass dieser Trend potentiell zu moralischen Schwierigkeiten wie Diskriminierung, Zwang zu Gesundheit und Verletzung der Privatsphäre führen könnte (Albrecht 2016 S.210f; Andelfinger et al. 2016 S.48ff).

4.2   Möglichkeiten mobiler Endgeräte

Durch den digitalen Wandel hin zu hochleistungsfähigen, mobilen Endgeräten gibt es nun außerdem die Möglichkeit zu transportierbaren Anwendungen, den sogenannten Apps *(engl. Applications)*. Da Smartphones mittlerweile Alltagsgegenstände sind steht ohne zusätzliche Kosten eine Infrastruktur bereit, die nach einmaliger Softwareentwicklung für audiovisuelle und datenbasierte Kommunikation genutzt werden kann (Rebscher 2017 S.349).

Diese bieten auch die Basis für eine Anwendung im Gesundheitswesens. Gesundheit umfasst in der Definition der WHO nicht nur die Abwesenheit von negativen Auswirkungen auf das soziale und seelische Wohlbefinden, sondern auch die Anwesenheit von Förderungen dieses Wohlbefindens (WHO 1948). Gesundheits-Apps umfassen daher beide dieser Gebiete. Ein Großteil befindet sich zurzeit noch im Lebensstil-Bereich. Die großflächige Ausweitung in die medizinische Praxis steht noch aus (Andelfinger 2016 S. 247; Bertesmannstiftung 2016 S.12).

Die Potentiale und Chancen sind weitreichend. Durch die Darstellung von Untersuchungsergebnissen, die Aggregation von Daten und eine Beschleunigung der Kommunikation zwischen medizinischen Leistungsträgern bieten sie die Möglichkeit schneller Diagnosen zu erstellen (Albrecht 2016 S.151ff). Die Studienlage zu Gesundheits-Apps in der Prävention ist allerdings bisher nur teilweise aussagekräftig. In einigen Studien konnten aber die positiven Effekte auf Verlust von Gewicht oder Steigerung der Fitness nachgewiesen werden (Albrecht 2016 S.116ff). Eine weitere Chance liegt in der Unterstützung der medizinischen Versorgung von Migranten, da die Kommunikation durch Übersetzungsfunktionen und dem Benutzen von Bildern gestärkt werden kann (Albrecht 2016 S.152). Auch für die Forschung ergeben sich diverse Möglichkeiten der Datenerhebung, wenngleich hier auch die Vergleichbarkeit und Validität nicht immer gewährleistet ist (Albrecht 2016 S.171f). Der Einsatz von Patientenakten (vgl. Kapitel 2.3) auf mobilen Endgeräten wird als eine Chance gesehen den Verwaltungsaufwand stark zu reduzieren (Brandt et. al., 2014).

Allgemein besteht die Gefahr, dass neue Apps die Nutzer mit falschen Informationen täuschen oder verwirren können (Albrecht 2016 S.2).

4.3   Demographischer Wandel

Der demographische Wandel wird, im Vergleich zu anderen Branchen, große Auswirkungen auf das Gesundheitswesen haben. Es wird angenommen, dass im Jahr 2060 jeder dritte über 65 Jahre alt ist. Hinzu kommt eine steigende Tendenz chronischer Krankheiten und ein sinkendes

Erwerbspersonenpotential durch niedrige Geburtenraten (DIHK 2011). Die Kassenärztliche Bundesvereinigung *(kurz KBV)* schätzt den Mangel an Hausärzten im Jahr 2030 auf über 10.000 (Glatzl 2017). Dies wird die unter anderem die Finanzierung der Sozialversicherungssysteme vor Herausforderungen stellen (DIHK 2011).

4.3.1 Mangelnde digitale Kompetenzen

Allerdings stellt dies auch die digitale Transformation und den Entwurf von Produkten vor Herausforderungen. Es muss darauf geachtet werden, dass die zentrale Zielgruppe nicht vom digitalen Wandel abgehängt wird (Hessisches Ärzteblatt 2016). Studien zeigen, dass gerade ältere Patienten oft die möglichen Vorteile von Gesundheits-Apps nicht ausnutzen können, da sie nicht genügend mit der Technologie vertraut sind (Albrecht 2016 S.152). Auch intern muss auf die digitalen Kompetenzen geachtet werden. Bei der Umsetzung muss immer die Technologieakzeptanz und -adaption miteinbezogen werden, da dies sonst ein Scheitern des Projektes bedeuten kann (Bernnat et al. 2016 S. 17; Kröger 2017 S.8).

4.3.2 Altersgerechte Assistenzsysteme

Aber auch hier bietet die Digitalisierung dafür diverse Potenziale. Altersgerechte Assistenzsysteme *(AAL)* sollen mithilfe von Mikrosystem- und Kommunikationstechnik älteren Menschen zu einem selbstbestimmteren Leben verhelfen (Bundesministerium für Bildung und Forschung 2012). Dadurch sollen sie in ihrer sozialen Interaktion und der individuellen Lebenswelt unterstützt werden. Dazu zählt nicht nur eine Erleichterung des Alltags, sondern auch eine Erhöhung der Sicherheit. Mögliche Ausprägungen in der Zukunft können Einkaufsassistenten, intelligente Wäschekorbe, Audiosteuerungen und automatisierte Notfallassistenten sein. In dem Bereich werden vom Bundesministerium zur Zeit Projekte mit einem Gesamtbetrag in Höhe von 45 Millionen Euro gefördert (Bundesministerium für Bildung und Forschung 2012).

4.3.3 Robotik gestützte Pflege

Gerade die stationäre Pflegebranche ist unter einem sehr hohen Druck. Nicht nur die große Betroffenheit vom demographischen Wandel und der akute Personalmangel stellen die Branche vor Herausforderungen. Das Personal ist durch die belastenden Arbeitsbedingungen auch überdurchschnittlich oft krank. In der stationären Altenpflege fallen jeden Tag durch Krankheit 6,3% der Mitarbeiter aus, was fast dem Eineinhalbfachen des branchenweiten Durchschnitts entspricht (WidO 2015). Studien zeigen, dass Robotik diesen Fachkräftemangel abfedern kann (Ärzteblatt 2017). Dabei sollen Pflegekräfte nicht ersetzt werden, sondern psychische Belastung gesenkt und Zeit für menschliche Zuwendung erhöht werden. Bereits jetzt gibt es verschiedene erste Ansätze. So arbeiten Wissenschaftler vom Fraunhofer-Institut für Produktionstechnik und Automatisierung zurzeit an einem multifunktionalen Personenlifter, der mehrere Einzelliftersysteme vereinen soll und sich autonom zum Einsatzort bewegen kann (Fraunhofer IPA o. D.). Trotz der vielen Ansätze und der großen Bereitschaft der Akteure des Gesundheitswesens, schreitet auch hier die Umsetzung nur langsam voran. „Das liegt an zu wenig ausgereiften Produkten, fehlenden großangelegten Studien mit Nutzern und unklaren Finanzierungswegen.", beklagt die Stiftung Munich in ihrer Studie über Robotik in der Gesundheitswirtschaft (Kennel 2017).

5 Fazit

Dass sich der Druck auf das Gesundheitswesen in den nächsten Jahren verschärfen wird, ist mittlerweile bei jedem angekommen. Vor allem weniger dicht besiedelte Regionen fehlt es bereits jetzt oft an medizinischer Expertise. Sie werden außerdem von den Folgen des demographischen Wandels am stärksten betroffen sein werden. Im Verlauf der vorliegenden Seminararbeit wird deutlich, dass die Digitalisierung unzählige Potentiale bietet, die diesen Druck abfedern können.

Die Telemedizin bietet hierbei vielleicht keine vollständige Lösung des Problems. Dennoch deutet alles darauf hin, dass sie, als ein Teil der Gesamthandlungen, bestehende und kommende Herausforderungen effizient abfedern kann. Die Vorteile der Telemedizin liegen vor allen Dingen an der Überwindung räumlicher Divergenzen, der individueller anpassbaren Versorgungsleistung und dem Entlasten medizinischen Leistungsträger. Zu den möglichen Anwendungsgebieten wurden kurz die Bereiche Telemonitoring, Telekardiologie, Telekonsultation, Telechirurgie und Telediagnostik angesprochen.

Zur Etablierung der Telemedizin lässt sich schlussfolgern, dass die elektronische Vernetzung der Akteure im Gesundheitswesen eine stetig zunehmende Rolle spielt, wobei die Einführung einer patienten-zentrierten Version der elektronischen Patientenakte zu einer der Schlüsselrollen zählt. Obwohl Deutschland gute Voraussetzungen hat, ist Telemedizin bisher kaum etabliert. Auch telemedizinische Leistungen müssen den medizinischen und datenschutzrechtlichen Standards gerecht werden, allerdings kann dabei ein übervorsichtiges und unflexibles Vorgehen innovationsschädigend sein.

Betrachtet man das deutsche Gesundheitssystem als Ganzes, spiegelt sich auch hier ein langsames Fortschreiten der Digitalisierung ab. Auch nach einer ausführlichen Analyse war es für den Umfang dieser Arbeit nicht möglich, die digitale Reife zu quantifizieren. Dies liegt unter anderem an einer zu hohen Komplexität, da die Digitalisierung mittlerweile nahezu jeden Bereich beeinflusst. Auch die Diversität der Branche und die unzureichende Datengrundlage stellten ein Problem dar. Bisherige Studien berufen sich hierbei auf Stichproben-basierten Befragungen zur Selbsteinschätzung, was durch die Subjektivität nur als grober Richtwert genommen werden sollte. Auch der direkte Vergleich mit anderen Branchen konnte nicht erarbeitet werden, da die Digitalisierung in den Branchen häufig eine sehr individuelle Rolle spielt.

Die Schlussfolgerung dieser Erkenntnis war, dass der Grad der digitalen Reife mehrdimensional betrachtet werden muss. In Anlehnung an die Literatur ließen sich dabei die fünf Dimensionen Interoperabilität, Strategie, Technologie, Kundenerlebnis und Auswirkungen erarbeiten. Auffällig dabei war, dass viele Unternehmen im Gesungheitswesen die Relevanz der Digitalisierung noch nicht sehen. Auch die Vernetzung untereinander befindet sich durch die mangelnde Kompatibilität der IT-Systeme noch in den Kinderschuhen. Auch wenn sich von kaum bis hoch digitalisiert so gut wie alles finden lässt, lässt sich schlussfolgernd sagen, dass das deutsche Gesundheitswesen zu den Nachzüglern gehört.

Dies wird noch einmal weitaus deutlicher, wenn es mit dem Gesundheitssystem in Dänemark verglichen wird. Eine überragende Vernetzung über Sektorengrenzen, eine patientenzentrierte Version der elektronischen Patientenakte, elektronische Überweisungen und Rezepte, sowie Anwendung der Telemedizin und große Studien zu deren Ausweitung; Sachen die in Deutschland noch als Zukunftsmusik gelten sind dort an vielen Stellen längst Alltag. Dies wirft die Frage auf, wieso Deutschland nicht versucht die bestehenden Hürden innovationsfreundlicher zu gestalten und offensiver auf eine Digitalisierung des Gesundheitswesens hinarbeitet. Grade das erfolgreiche Vorleben anderer Länder und die steigende Dringlichkeit unterstreichen den Handlungsbedarf.

Im letzten Teil der Arbeit wurden die allgemeinen Änderungen und Einflüsse betrachtet. Hierbei stellte sich heraus, dass durch die umfangreichen Informationsmöglichkeiten der Digitalisierung eine gesteigerte Souveränität der Leistungsnehmer zu verzeichnen ist. Dies spiegelt sich auf der einen Seite darin wieder, dass Patienten vom Arzt als Dialogpartner auf Augenhöhe gesehen werden möchte. Außerdem führen die technologischen Innovationen, die beispielsweise durch „Smart Wearables" und Smartphones entstehen, zu diversen Möglichkeiten die Gesundheit selbst in die Hand zu nehmen. In Studien konnten vor allem Potentiale zur Förderung konstruktiver Entscheidungen, wie Steigerung der Fitness und Verlust von Gewicht gezeigt werden.

Abschließend wurde hervorgehoben, dass es im Zuge des demographischen Wandels wichtig ist, dass ältere Menschen nicht durch neue Technik abgehängt werden. Auch in der Überalterung der Gesellschaft kann die Digitalisierung eine sehr positive Rolle spielen. Durch Altersgerechte Assistenzsysteme und Robotik in der Pflege können Prozesse vereinfacht und älteren Menschen zu einem selbstbestimmteren Leben verholfen werden.

Literaturverzeichnis

Albrecht U-V (Hrsg.). 2016: Chancen und Risiken von Gesundheits-Apps (CHARISMHA). Medizinische Hochschule Hannover

Andelfinger, P. Hänisch, T. (Hrsg.). 2016. eHealth. Springer Fachmedien Wiesbaden.

Ärztezeitung. 2017. Telematik ganz ohne Karte. Vom 17.05.2017. https://www.aerztezeitung.de/praxis_wirtschaft/e-health/article/935893/daenemark-telematik-ganz-karte.html zuletzt abgerufen am 24.06.2018

Bayerische Telemedallianz. 2015a. Anwendungsgebiet Telechirurgie. https://telemedallianz.de/witm_an_chirugie.html zuletzt abgerufen am 28.06.2018

Bayerische Telemedallianz. 2015b. Anwendungsgebiet Telediagnostik. https://telemedallianz.de/witm_an_diagnostik.html zuletzt abgerufen am 29.06.18

Berghaus, S, Back, A. 2016. Digital Maturity & Transformation Studie. Institut für Wirtschaftsinformatik, Universität St.Gallen und Crosswalk AG.

Bernnat, R. Blachetta, F. Bauer, M. Dr. Bieber, N. Poerschke, K. Dr. Solbach, T. 2016. PwC Strategy& GmbH. „Weiterentwicklung der eHealthStrategie". Studie im Auftrag des Bundesministeriums für Gesundheit.

Bertelsmannstiftung 2016. Knöppler, K. Neisecke, T., Nölke, L. Digital-Health-Anwendungen für Bürger. Kontext, Typologie und Relevanz aus Public-Health-Perspektive.

Biesdorf, S, Deetjen, U, Möller, M. 2016. Eine Vision für ein digitales Gesundheitssystem in Deutschland. Business Technology (April). McKinsey & Company. www.mckinsey.com/de/~/media/McKinsey/Locations/Europe%20and%20Middle%20East/Deutschland/Publikationen/Eine%20Vision%20fur%20eHealth%20in%20Deutschland/2016_vision_digitales_gesundheitswesen_in_deutschland.ashx zuletzt aufgerufen am 23.06.18

Bundesärztekammer 2015a. „Telemedizinische Methoden in der Patientenversorgung - Begriffliche Verortung"

Bundesärztekammer 2015b. Hinweise und Erläuterungen zu § 7 Absatz 4 MBO-Ä (Fernbehandlung).

Bundesministerium für Bildung und Forschung. 2012. Assistenzsysteme im Dienste des älteren Menschen.

Bundesministerium für Gesundheit. 2015. Glossarbegriff Telemedizin. www.bundesgesundheitsministerium.de/service/begriffe-von-a-z/t/telemedizin.html, zuletzt aufgerufen am 21.06.2018

Bundesministerium für Gesundheit. 2018a. Elektronische Gesundheitskarte (eGK). https://www.bundesgesundheitsministerium.de/themen/krankenversicherung/egk.html zuletzt aufgerufen am 23.06.18

Bundesministerium für Gesundheit 2018b. E-Health. https://www.bundesgesundheitsministerium.de/service/begriffe-von-a-z/e/e-health.html zuletzt abgerufen am 28.06.18

Deloitte Digital. 2015. Überlebensstrategie „Digital Leadership". Deloitte Digital GmbH and Heads! Executive Consultancy.

Deutscher Bundestag. 2011. Aktueller Begriff Telemedizin. Fachbereich WD 9, Gesundheit, Familie, Senioren, Frauen und Jugend

Deutsche Gesellschaft für Kardiologie - Herz- und Kreislaufforschung e.V. 2013. Empfehlungen zum Telemonitoring bei Patienten mit implantierten Herzschrittmachern, Defibrillatoren und kardialen Resynchronisationssystemen.

Deutsche Telekom AG 2017. DIGITALISIERUNGSINDEX MITTELSTAND - DER DIGITALE STATUS QUO IM GESUNDHEITS- UND SOZIALWESEN.

Digital Gipfel. 2017. Deutschland intelligent vernetzt. Digitale Gesundheit 2017. DIV Report Spezial

DIHK. 2011. Deutscher Industrie- und Handelskammertag. Demografischer Wandel und Gesundheitswirtschaft – Herausforderungen und Chancen

Duden. Ohne Datum. Interoperabilität. https://www.duden.de/rechtschreibung/Interoperabilitaet zuletzt aufgerufen am 26.06.18

EHealth-Compass. 2014. EHealth-Compass - Vernetzte Medizintechnik. OP & Chirurgie. Zuletzt abgerufen am 19.06.2018 von https://e-health-com.de/fileadmin/user_upload/dateien/Compass/Compass_Vernetzte_MedTech_OP_Chirurgie.pdf

Elmer, A. Die Digitalisierung des Gesundheitswesens. Jg. 17, Heft 3 (Juli).

Flott K, Callahan R, Darzi A, Mayer E. A Patient-Centered Framework for Evaluating Digital Maturity of Health Services: A Systematic Review. Moorhead A, ed. Journal of Medical Internet Research. 2016;18(4):e75. doi:10.2196/jmir.5047.

Fraunhofer IPA. o. D. Elevon: Teilautonomer Lifter für die Aufnahme und den Transport von Personen. Abgerufen von https://www.ipa.fraunhofer.de/de/referenzprojekte/Elevon.html am 18.06.18.

Glatzl, H. 2017. 2030 fehlen 10.000 Hausärzte. Der Allgemeinarzt, 2017; 39 (2) Seite 42-43

Hessisches Ärzteblatt 6/2016 S. 345. Digitalisierung im Gesundheitswesen – Chancen und Risiken

HIMSS Analytics. 2016. HIMSS Europe GmbH - EMRAM & die Nutzenoptimierung im Krankenhaus.

HIMSS Analytics. 2016. HIMSS Europe GmbH - NEXT GENERATION HOMECARE: 3D WOUND MEASUREMENT FOR TELE-DIABETOLOGY

HIMSS Analytics. Ohne Datum. HIMSS Europe GmbH - CONTINUITY OF CARE MATURITY MODEL (CCMM)

Hirth, M. 2010. Telemedizin: Grundlagen und Implementierung in einem kardiologischen Praxisprojekt. www.sowi.rub.de/mam/content/heinze/heinze/masterarbeit_maja_hirth.pdf zuletzt abgerufen am 21.06.18

Kennel, A. 2017. Stiftung Münch. Robotische Systeme können zur Lösung der Probleme in der Gesundheitsversorgung beitragen. Pressemitteilung vom 15.12.2017.

Kern, L, Kausha, R. 2007. Health information technology and health information exchange in New York State: New initiatives in implementation and evaluation. Journal of Biomedical Informatics 40 (2007) S17–S20

Kröger, G, Brendan-Schmittmann-Stiftung (Hrsg.). 2017. eHealth und Big Data im Gesundheitswesen.

Kruse, C, Regier, V, Rheinboldt, K. 2014. Barriers over time to full implementation of health information exchange in the United States. JMIR Med Inform 2014;2(2):e26

Matusiewicz, D, Pittelkau, C, Elmer, A. (Hrsg.). 2017. Die Digitale Transformation im Gesundheitswesen. Medizinisch Wissenschaftliche Verlagsgesellschaft.

McKinsey. 2017. DIGITALISIERUNG IN DEUTSCHEN KRANKENHÄUSERN - Eine Chance mit Milliardenpotenzial für das Gesundheitssystem.

Mihm, A. 2018. Die Gesundheitskarte steht vor dem Aus. http://www.faz.net/aktuell/wirtschaft/die-elektronische-gesundheitskarte-steht-vor-dem-aus-15578934.html. Zuletzt aufgerufen am 15.06.2018.

Quatified Self Deutschland. http://qsdeutschland.de/info/ zuletzt aufgerufen am 27.06.18

Striebel, R. 2016. Vorsitzender des Vorstandes der AOK PLUS. Digitalisierung im Gesundheitswesen. https://www.healthy-saxony.com/media/downloads/rainer-striebel.pdf. Zuletzt aufgerufen am 02.06.2018.

Telemedizinführer Deutschland. 2005. 1. Sonderausgabe. „Elektronische Gesundheitskarte".

WHO. 1948. Verfassung der Weltgesundheitsorganisation 0.810.1. Stand am 8. Mai 2014.

WHO 1988. A health telematcis policy. report of the WHO Group Consultation on Health Telematics. Geneva.

WidO. 2015. Wissenschaftliches Institut der AOK. Wenn der Beruf krank macht. *Pressemitteilung vom 31. März 2015.*

[3], [12], [13]

Anhang

A   CCMM Stufen

STAGE

HiMSS Analytics **CCMM**

Continuity of Care Maturity Model Cumulative Capabilities

Stage	
7	Knowledge driven engagement for a dynamic, multi-vendor, multi-organizational interconnected healthcare delivery model
6	Closed loop care coordination across care team members
5	Community wide patient records using applied information with patient engagement focus
4	Care coordination based on actionable data using a semantic interoperable patient record
3	Normalized patient record using structural interoperability
2	Patient centered clinical data using basic system-to-system exchange
1	Basic peer-to-peer data exchange
0	Limited or no e-communication

https://www.himss.eu/sites/himsseu/files/analytics/CCMM-Stages-Description.pdf

B   EMRAM Stufen

EMR Adoption Model [SM]

Stufe	Kumulative Voraussetzungen
Stufe 7	Lückenlose ePA integriert alle klinischen Bereiche (z.B. Ambulanz, Intensivstation, Notaufnahme) und ersetzt alle (medizinischen) Papierakten; Einsatz von Standards zum Datenaustausch für die integrierte Versorgung; Data Warehouse als Basis für klinische- und betriebliche Analysen
Stufe 6	Klinische Dokumentation interagiert mit intelligenter klinischer Entscheidungsunterstützung (basierend auf diskreten Datenelementen) UND Vorhandensein eines IT-gestützten, geschlossenen Medikationsgabeprozesses (closed loop medication)
Stufe 5	Integrierte Bildmanagementlösung (z.B. PACS) ersetzt alle filmbasierten Bilder
Stufe 4	Elektronische Verordnung mit klinischer Entscheidungsunterstützung (basierend auf einer Rules-Engine) in mindestens einem klinischen Bereich und für Medikation
Stufe 3	IT-gestützte klinische Dokumentation sowie Einsatz elektronischer Verordnungen durch Ärzte bzw. Pflegepersonal; dies beinhaltet auch die Dokumentation der Medikamentengabe (eMAR)
Stufe 2	Eine Elektronische Patientenakte (bzw. ein Clinical Data Repository) ermöglicht die Zusammenfassung und Normalisierung von Daten aus verschiedenen klinischen Quellen im gesamten Krankenhaus
Stufe 1	Informationssysteme für die großen diagnostischen und versorgenden Abteilungen (Labor, Radiologie, Apotheke) sind installiert bzw. Daten von externen Dienstanbietern können elektronisch verarbeitet werden
Stufe 0	Informationssysteme für die großen diagnostischen und versorgenden Abteilungen (Labor, Radiologie, Apotheke) sind nicht installiert bzw. Daten von externen Dienstanbietern können nicht elektronisch verarbeitet werden

https://www.dmea.de/media/cit/cit_dl_vortraege/archiv_vortraege_2016/Herzog_Rainer_-

_EMRAM_und_die_Nutzenoptimierung_im_KH_Praesentation_2016.pdf

27

C   EMRAM-Score

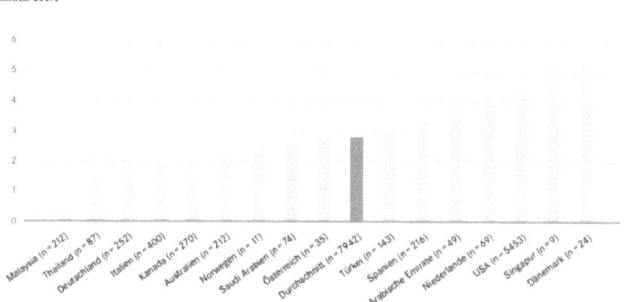

Abbildung 1: Grad der Einführung der Elektronischen Patientenakte im internationalen Vergleich (Quelle: HIMSS Analytics Database, derived 10/2014 (European and Asia-Pacific data from 2012–2014, US data from Q3/2013 – Q3/2014); Average is based on mean EMRAM scores from countries displayed; no weighting applied; samples from Australia, Denmark, Norway, Singapore, Turkey reflect public hocpitals only

(HIMSS Analytics)

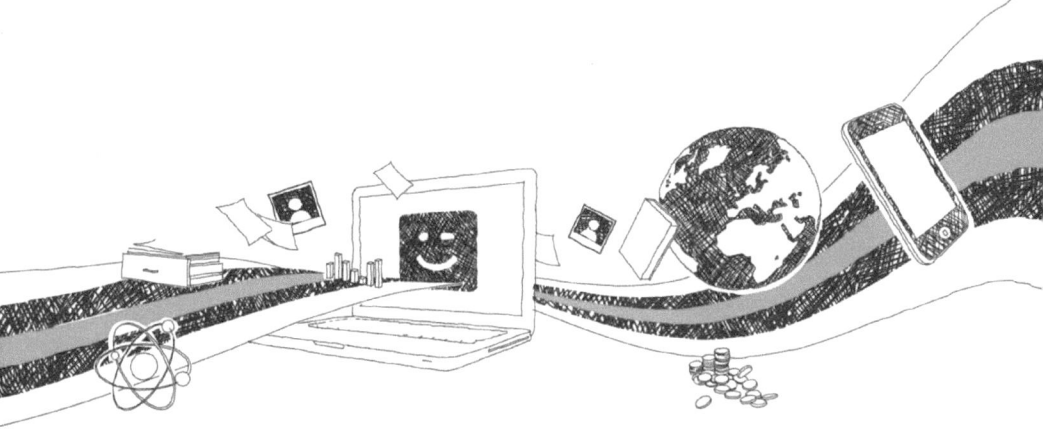